THIS BOOK BELONGS TO:

CONTACT INFORMATION	
NAME	
ADDRESS	
PHONE #	
EMAIL	

DEDICATION

This Coffee Tasting Journal is dedicated to coffee lovers who want to document their coffee tasting experience.

You are my inspiration for producing this book and I'm honored to be a part of capturing the special moments of tasting, reviewing, and recording your journey.

HOW TO USE THIS BOOK

This Coffee Tasting Journal will allow you to accurately record every detail of your personal experience savoring the various coffee varieties. It's a great way to document coffee names, origins, brewing methods, flavors, and much more.

Here are examples of information for you to fill in and write the details about your experience in this book.

Fill in the following information:

1. Drink Name, Brand - Record coffee name and brand name.

2. Date - Record the date you tasted the coffee.

3. Shop Name, Location - Record the shop name and location where the purchase was made.

4. Bean Type and Origin - List types of beans (Arabica, Liberica, Robusta) and origin.

5. Brew Method - Checklist for brew method (expresso, pour-over, drip, etc.).

6. Roast - Checklist for type of roast (blonde, medium, expresso).

7. Coffee Original Name, Roaster, Roasting Date - Fill in roasting information.

8. Flavors - Use checklist for flavor types.

9. Flavor Add-Ins - Space to write any additional ingredients.

10. Notes - Space to jot down any additional information.

11. Rating - Rate coffee from 1-10.

12. Drink Again? - Check: yes or no.

COFFEE LOG

DRINK NAME	

BRAND		DATE	

SHOP	

LOCATION		PRICE	

BEAN TYPE		BEAN ORIGIN	

BREW METHOD		ROAST		
o ESPRESSO		o BLONDE	o MEDIUM	o ESPRESSO
o POUR-OVER		COFFEE ORIGINAL NAME		
o DRIP				
o PRESS		ROASTER		
o COLD BREW				
o PERCOLATE		ROAST DATE		
o SIPHON				

FLAVOR NOTES		FLAVOR ADD-INS		
o EARTHLY / HERBAL	o FRUITY			
o GRAIN	o SPICE			
o ROAST	o SAVORY			
o NUT	o SWEET	BODY		
o FLORAL	o CHOCOLATE	o LIGHT/THIN	o MEDIUM	o FULL

NOTES

RATING	o1 o2 o3 o4 o5 o6 o7 o8 o9 o10	DRINK AGAIN?	o YES
			o NO

COFFEE LOG

DRINK NAME	

BRAND		**DATE**	

SHOP	

LOCATION		**PRICE**	

BEAN TYPE	**BEAN ORIGIN**	

BREW METHOD		ROAST		
o ESPRESSO		o BLONDE	o MEDIUM	o ESPRESSO
o POUR-OVER		**COFFEE ORIGINAL NAME**		
o DRIP				
o PRESS		**ROASTER**		
o COLD BREW				
o PERCOLATE		**ROAST DATE**		
o SIPHON				

FLAVOR NOTES		FLAVOR ADD-INS		
o EARTHLY / HERBAL	o FRUITY			
o GRAIN	o SPICE			
o ROAST	o SAVORY			
o NUT	o SWEET	**BODY**		
o FLORAL	o CHOCOLATE	o LIGHT/THIN	o MEDIUM	o FULL

NOTES

RATING	o1 o2 o3 o4 o5 o6 o7 o8 o9 o10	DRINK AGAIN?	o YES o NO

COFFEE LOG

DRINK NAME	

BRAND		DATE	

SHOP	

LOCATION		PRICE	

BEAN TYPE		BEAN ORIGIN	

BREW METHOD		ROAST		
o ESPRESSO		o BLONDE	o MEDIUM	o ESPRESSO
o POUR-OVER		COFFEE ORIGINAL NAME		
o DRIP				
o PRESS		ROASTER		
o COLD BREW				
o PERCOLATE		ROAST DATE		
o SIPHON				

FLAVOR NOTES		FLAVOR ADD-INS		
o EARTHLY / HERBAL	o FRUITY			
o GRAIN	o SPICE			
o ROAST	o SAVORY			
o NUT	o SWEET	BODY		
o FLORAL	o CHOCOLATE	o LIGHT/THIN	o MEDIUM	o FULL

NOTES

RATING	o 1 o 2 o 3 o 4 o 5 o 6 o 7 o 8 o 9 o 10	DRINK AGAIN?	o YES
			o NO

COFFEE LOG

DRINK NAME	

BRAND		DATE	

SHOP	

LOCATION		PRICE	

BEAN TYPE		BEAN ORIGIN	

BREW METHOD	ROAST		
o ESPRESSO	o BLONDE	o MEDIUM	o ESPRESSO
o POUR-OVER	COFFEE ORIGINAL NAME		
o DRIP			
o PRESS	ROASTER		
o COLD BREW			
o PERCOLATE	ROAST DATE		
o SIPHON			

FLAVOR NOTES		FLAVOR ADD-INS		
o EARTHLY / HERBAL	o FRUITY			
o GRAIN	o SPICE			
o ROAST	o SAVORY			
o NUT	o SWEET	BODY		
o FLORAL	o CHOCOLATE	o LIGHT/THIN	o MEDIUM	o FULL

NOTES

RATING	o1 o2 o3 o4 o5 o6 o7 o8 o9 o10	DRINK AGAIN? o YES o NO

COFFEE LOG

DRINK NAME	

BRAND		DATE	

SHOP	

LOCATION		PRICE	

BEAN TYPE		BEAN ORIGIN	

BREW METHOD	ROAST		
o ESPRESSO	o BLONDE	o MEDIUM	o ESPRESSO
o POUR-OVER	COFFEE ORIGINAL NAME		
o DRIP			
o PRESS	ROASTER		
o COLD BREW			
o PERCOLATE	ROAST DATE		
o SIPHON			

FLAVOR NOTES		FLAVOR ADD-INS		
o EARTHLY / HERBAL	o FRUITY			
o GRAIN	o SPICE			
o ROAST	o SAVORY			
o NUT	o SWEET	BODY		
o FLORAL	o CHOCOLATE	o LIGHT/THIN	o MEDIUM	o FULL

NOTES

RATING	o1 o2 o3 o4 o5 o6 o7 o8 o9 o10	DRINK AGAIN?	o YES
			o NO

COFFEE LOG

DRINK NAME	

BRAND		DATE	

SHOP	

LOCATION		PRICE	

BEAN TYPE		BEAN ORIGIN	

BREW METHOD	ROAST		
o ESPRESSO	o BLONDE	o MEDIUM	o ESPRESSO
o POUR-OVER	COFFEE ORIGINAL NAME		
o DRIP			
o PRESS	ROASTER		
o COLD BREW			
o PERCOLATE	ROAST DATE		
o SIPHON			

FLAVOR NOTES		FLAVOR ADD-INS		
o EARTHLY / HERBAL	o FRUITY			
o GRAIN	o SPICE			
o ROAST	o SAVORY			
o NUT	o SWEET	BODY		
o FLORAL	o CHOCOLATE	o LIGHT/THIN	o MEDIUM	o FULL

NOTES

RATING	o1 o2 o3 o4 o5 o6 o7 o8 o9 o10	DRINK AGAIN?	o YES / o NO

COFFEE LOG

DRINK NAME		
BRAND		DATE
SHOP		
LOCATION		PRICE
BEAN TYPE		BEAN ORIGIN

BREW METHOD	ROAST		
o ESPRESSO	o BLONDE	o MEDIUM	o ESPRESSO
o POUR-OVER	COFFEE ORIGINAL NAME		
o DRIP			
o PRESS	ROASTER		
o COLD BREW			
o PERCOLATE	ROAST DATE		
o SIPHON			

FLAVOR NOTES		FLAVOR ADD-INS		
o EARTHLY / HERBAL	o FRUITY			
o GRAIN	o SPICE			
o ROAST	o SAVORY			
o NUT	o SWEET	BODY		
o FLORAL	o CHOCOLATE	o LIGHT/THIN	o MEDIUM	o FULL

NOTES

RATING	o1 o2 o3 o4 o5 o6 o7 o8 o9 o10	DRINK AGAIN?	o YES / o NO

COFFEE LOG

DRINK NAME	

BRAND		DATE	

SHOP	

LOCATION		PRICE	

BEAN TYPE		BEAN ORIGIN	

BREW METHOD		ROAST		
o ESPRESSO		o BLONDE	o MEDIUM	o ESPRESSO
o POUR-OVER		COFFEE ORIGINAL NAME		
o DRIP				
o PRESS		ROASTER		
o COLD BREW				
o PERCOLATE		ROAST DATE		
o SIPHON				

FLAVOR NOTES		FLAVOR ADD-INS		
o EARTHLY / HERBAL	o FRUITY			
o GRAIN	o SPICE			
o ROAST	o SAVORY			
o NUT	o SWEET	BODY		
o FLORAL	o CHOCOLATE	o LIGHT/THIN	o MEDIUM	o FULL

NOTES

RATING	o1 o2 o3 o4 o5 o6 o7 o8 o9 o10	DRINK AGAIN?	o YES o NO

COFFEE LOG

DRINK NAME	

BRAND		DATE	

SHOP	

LOCATION		PRICE	

BEAN TYPE		BEAN ORIGIN	

BREW METHOD	ROAST		
o ESPRESSO	o BLONDE	o MEDIUM	o ESPRESSO
o POUR-OVER	COFFEE ORIGINAL NAME		
o DRIP			
o PRESS	ROASTER		
o COLD BREW			
o PERCOLATE	ROAST DATE		
o SIPHON			

FLAVOR NOTES		FLAVOR ADD-INS		
o EARTHLY / HERBAL	o FRUITY			
o GRAIN	o SPICE			
o ROAST	o SAVORY			
o NUT	o SWEET	BODY		
o FLORAL	o CHOCOLATE	o LIGHT/THIN	o MEDIUM	o FULL

NOTES

RATING	o1 o2 o3 o4 o5 o6 o7 o8 o9 o10	DRINK AGAIN?	o YES / o NO

COFFEE LOG

DRINK NAME	

BRAND		DATE	

SHOP	

LOCATION		PRICE	

BEAN TYPE		BEAN ORIGIN	

BREW METHOD		ROAST		
o ESPRESSO		o BLONDE	o MEDIUM	o ESPRESSO
o POUR-OVER		COFFEE ORIGINAL NAME		
o DRIP				
o PRESS		ROASTER		
o COLD BREW				
o PERCOLATE		ROAST DATE		
o SIPHON				

FLAVOR NOTES		FLAVOR ADD-INS		
o EARTHLY / HERBAL	o FRUITY			
o GRAIN	o SPICE			
o ROAST	o SAVORY			
o NUT	o SWEET	BODY		
o FLORAL	o CHOCOLATE	o LIGHT/THIN	o MEDIUM	o FULL

NOTES

RATING	o1 o2 o3 o4 o5 o6 o7 o8 o9 o10	DRINK AGAIN?	o YES
			o NO

COFFEE LOG

DRINK NAME	

BRAND		DATE	

SHOP	

LOCATION		PRICE	

BEAN TYPE		BEAN ORIGIN	

BREW METHOD	ROAST		
o ESPRESSO	o BLONDE	o MEDIUM	o ESPRESSO
o POUR-OVER	COFFEE ORIGINAL NAME		
o DRIP			
o PRESS	ROASTER		
o COLD BREW			
o PERCOLATE	ROAST DATE		
o SIPHON			

FLAVOR NOTES		FLAVOR ADD-INS		
o EARTHLY / HERBAL	o FRUITY			
o GRAIN	o SPICE			
o ROAST	o SAVORY			
o NUT	o SWEET	BODY		
o FLORAL	o CHOCOLATE	o LIGHT/THIN	o MEDIUM	o FULL

NOTES

RATING	o1 o2 o3 o4 o5 o6 o7 o8 o9 o10	DRINK AGAIN?	o YES
			o NO

COFFEE LOG

DRINK NAME	

BRAND		DATE	

SHOP	

LOCATION		PRICE

BEAN TYPE		BEAN ORIGIN	

BREW METHOD	ROAST		
o ESPRESSO	o BLONDE	o MEDIUM	o ESPRESSO
o POUR-OVER	**COFFEE ORIGINAL NAME**		
o DRIP			
o PRESS	**ROASTER**		
o COLD BREW			
o PERCOLATE	**ROAST DATE**		
o SIPHON			

FLAVOR NOTES		FLAVOR ADD-INS		
o EARTHLY / HERBAL	o FRUITY			
o GRAIN	o SPICE			
o ROAST	o SAVORY			
o NUT	o SWEET	**BODY**		
o FLORAL	o CHOCOLATE	o LIGHT/THIN	o MEDIUM	o FULL

NOTES

RATING	o1 o2 o3 o4 o5 o6 o7 o8 o9 o10	DRINK AGAIN?	o YES / o NO

COFFEE LOG

DRINK NAME	

BRAND		DATE	

SHOP	

LOCATION		PRICE	

BEAN TYPE		BEAN ORIGIN	

BREW METHOD	ROAST		
o ESPRESSO	o BLONDE	o MEDIUM	o ESPRESSO
o POUR-OVER	COFFEE ORIGINAL NAME		
o DRIP			
o PRESS	ROASTER		
o COLD BREW			
o PERCOLATE	ROAST DATE		
o SIPHON			

FLAVOR NOTES		FLAVOR ADD-INS		
o EARTHLY / HERBAL	o FRUITY			
o GRAIN	o SPICE			
o ROAST	o SAVORY			
o NUT	o SWEET	BODY		
o FLORAL	o CHOCOLATE	o LIGHT/THIN	o MEDIUM	o FULL

NOTES

RATING	o1 o2 o3 o4 o5 o6 o7 o8 o9 o10	DRINK AGAIN?	o YES o NO

COFFEE LOG

DRINK NAME	

BRAND		DATE	

SHOP	

LOCATION		PRICE	

BEAN TYPE		BEAN ORIGIN	

BREW METHOD		ROAST		
o ESPRESSO		o BLONDE	o MEDIUM	o ESPRESSO
o POUR-OVER		COFFEE ORIGINAL NAME		
o DRIP				
o PRESS		ROASTER		
o COLD BREW				
o PERCOLATE		ROAST DATE		
o SIPHON				

FLAVOR NOTES		FLAVOR ADD-INS		
o EARTHLY / HERBAL	o FRUITY			
o GRAIN	o SPICE			
o ROAST	o SAVORY			
o NUT	o SWEET	BODY		
o FLORAL	o CHOCOLATE	o LIGHT/THIN	o MEDIUM	o FULL

NOTES

RATING	o1 o2 o3 o4 o5 o6 o7 o8 o9 o10	DRINK AGAIN?	o YES o NO

COFFEE LOG

DRINK NAME	

BRAND		DATE	

SHOP	

LOCATION		PRICE	

BEAN TYPE		BEAN ORIGIN	

BREW METHOD		ROAST		
o ESPRESSO		o BLONDE	o MEDIUM	o ESPRESSO
o POUR-OVER		COFFEE ORIGINAL NAME		
o DRIP				
o PRESS		ROASTER		
o COLD BREW				
o PERCOLATE		ROAST DATE		
o SIPHON				

FLAVOR NOTES		FLAVOR ADD-INS		
o EARTHLY / HERBAL	o FRUITY			
o GRAIN	o SPICE			
o ROAST	o SAVORY			
o NUT	o SWEET	BODY		
o FLORAL	o CHOCOLATE	o LIGHT/THIN	o MEDIUM	o FULL

NOTES

RATING	o1 o2 o3 o4 o5 o6 o7 o8 o9 o10	DRINK AGAIN?	o YES o NO

COFFEE LOG

DRINK NAME	

BRAND		DATE	

SHOP	

LOCATION		PRICE	

BEAN TYPE		BEAN ORIGIN	

BREW METHOD		ROAST		
o ESPRESSO		o BLONDE	o MEDIUM	o ESPRESSO
o POUR-OVER		COFFEE ORIGINAL NAME		
o DRIP				
o PRESS		ROASTER		
o COLD BREW				
o PERCOLATE		ROAST DATE		
o SIPHON				

FLAVOR NOTES		FLAVOR ADD-INS		
o EARTHLY / HERBAL	o FRUITY			
o GRAIN	o SPICE			
o ROAST	o SAVORY			
o NUT	o SWEET	BODY		
o FLORAL	o CHOCOLATE	o LIGHT/THIN	o MEDIUM	o FULL

NOTES

RATING	o1 o2 o3 o4 o5 o6 o7 o8 o9 o10	DRINK AGAIN?	o YES / o NO

COFFEE LOG

DRINK NAME	

BRAND		DATE	

SHOP	

LOCATION		PRICE	

BEAN TYPE		BEAN ORIGIN	

BREW METHOD	ROAST		
o ESPRESSO	o BLONDE	o MEDIUM	o ESPRESSO
o POUR-OVER	COFFEE ORIGINAL NAME		
o DRIP			
o PRESS	ROASTER		
o COLD BREW			
o PERCOLATE	ROAST DATE		
o SIPHON			

FLAVOR NOTES		FLAVOR ADD-INS		
o EARTHLY / HERBAL	o FRUITY			
o GRAIN	o SPICE			
o ROAST	o SAVORY			
o NUT	o SWEET	BODY		
o FLORAL	o CHOCOLATE	o LIGHT/THIN	o MEDIUM	o FULL

NOTES

RATING	o1 o2 o3 o4 o5 o6 o7 o8 o9 o10	DRINK AGAIN?	o YES
			o NO

COFFEE LOG

DRINK NAME	

BRAND		DATE	

SHOP	

LOCATION		PRICE	

BEAN TYPE		BEAN ORIGIN	

BREW METHOD	ROAST		
o ESPRESSO	o BLONDE	o MEDIUM	o ESPRESSO
o POUR-OVER	COFFEE ORIGINAL NAME		
o DRIP			
o PRESS	ROASTER		
o COLD BREW			
o PERCOLATE	ROAST DATE		
o SIPHON			

FLAVOR NOTES		FLAVOR ADD-INS		
o EARTHLY / HERBAL	o FRUITY			
o GRAIN	o SPICE			
o ROAST	o SAVORY			
o NUT	o SWEET	BODY		
o FLORAL	o CHOCOLATE	o LIGHT/THIN	o MEDIUM	o FULL

NOTES

RATING	o1 o2 o3 o4 o5 o6 o7 o8 o9 o10	DRINK AGAIN?	o YES o NO

COFFEE LOG

DRINK NAME	

BRAND		DATE	

SHOP	

LOCATION		PRICE	

BEAN TYPE		BEAN ORIGIN	

BREW METHOD	ROAST		
o ESPRESSO	o BLONDE	o MEDIUM	o ESPRESSO
o POUR-OVER	COFFEE ORIGINAL NAME		
o DRIP			
o PRESS	ROASTER		
o COLD BREW			
o PERCOLATE	ROAST DATE		
o SIPHON			

FLAVOR NOTES		FLAVOR ADD-INS		
o EARTHLY / HERBAL	o FRUITY			
o GRAIN	o SPICE			
o ROAST	o SAVORY			
o NUT	o SWEET	BODY		
o FLORAL	o CHOCOLATE	o LIGHT/THIN	o MEDIUM	o FULL

NOTES

RATING	o1 o2 o3 o4 o5 o6 o7 o8 o9 o10	DRINK AGAIN?	o YES
			o NO

COFFEE LOG

DRINK NAME	

BRAND		DATE	

SHOP	

LOCATION		PRICE	

BEAN TYPE		BEAN ORIGIN	

BREW METHOD	ROAST		
o ESPRESSO	o BLONDE	o MEDIUM	o ESPRESSO
o POUR-OVER	COFFEE ORIGINAL NAME		
o DRIP			
o PRESS	ROASTER		
o COLD BREW			
o PERCOLATE	ROAST DATE		
o SIPHON			

FLAVOR NOTES		FLAVOR ADD-INS		
o EARTHLY / HERBAL	o FRUITY			
o GRAIN	o SPICE			
o ROAST	o SAVORY			
o NUT	o SWEET	BODY		
o FLORAL	o CHOCOLATE	o LIGHT/THIN	o MEDIUM	o FULL

NOTES

RATING	o1 o2 o3 o4 o5 o6 o7 o8 o9 o10	DRINK AGAIN?	o YES
			o NO

COFFEE LOG

DRINK NAME	

BRAND		DATE	

SHOP	

LOCATION		PRICE	

BEAN TYPE		BEAN ORIGIN	

BREW METHOD		ROAST		
O ESPRESSO		O BLONDE	O MEDIUM	O ESPRESSO
O POUR-OVER		COFFEE ORIGINAL NAME		
O DRIP				
O PRESS		ROASTER		
O COLD BREW				
O PERCOLATE		ROAST DATE		
O SIPHON				

FLAVOR NOTES		FLAVOR ADD-INS		
O EARTHLY / HERBAL	O FRUITY			
O GRAIN	O SPICE			
O ROAST	O SAVORY			
O NUT	O SWEET	BODY		
O FLORAL	O CHOCOLATE	O LIGHT/THIN	O MEDIUM	O FULL

NOTES

RATING	o1 o2 o3 o4 o5 o6 o7 o8 o9 o10	DRINK AGAIN?	O YES O NO

COFFEE LOG

DRINK NAME	

BRAND		DATE	

SHOP	

LOCATION		PRICE	

BEAN TYPE		BEAN ORIGIN	

BREW METHOD		ROAST		
o ESPRESSO		o BLONDE	o MEDIUM	o ESPRESSO
o POUR-OVER		COFFEE ORIGINAL NAME		
o DRIP				
o PRESS		ROASTER		
o COLD BREW				
o PERCOLATE		ROAST DATE		
o SIPHON				

FLAVOR NOTES		FLAVOR ADD-INS		
o EARTHLY / HERBAL	o FRUITY			
o GRAIN	o SPICE			
o ROAST	o SAVORY			
o NUT	o SWEET	BODY		
o FLORAL	o CHOCOLATE	o LIGHT/THIN	o MEDIUM	o FULL

NOTES

RATING	o1 o2 o3 o4 o5 o6 o7 o8 o9 o10	DRINK AGAIN?	o YES
			o NO

COFFEE LOG

DRINK NAME	

BRAND		**DATE**	

SHOP	

LOCATION		**PRICE**	

BEAN TYPE		**BEAN ORIGIN**	

BREW METHOD	ROAST		
o ESPRESSO	o BLONDE	o MEDIUM	o ESPRESSO
o POUR-OVER	**COFFEE ORIGINAL NAME**		
o DRIP			
o PRESS	**ROASTER**		
o COLD BREW			
o PERCOLATE	**ROAST DATE**		
o SIPHON			

FLAVOR NOTES		FLAVOR ADD-INS		
o EARTHLY / HERBAL	o FRUITY			
o GRAIN	o SPICE			
o ROAST	o SAVORY			
o NUT	o SWEET	**BODY**		
o FLORAL	o CHOCOLATE	o LIGHT/THIN	o MEDIUM	o FULL

NOTES

RATING	o1 o2 o3 o4 o5 o6 o7 o8 o9 o10	DRINK AGAIN?	o YES
			o NO

COFFEE LOG

DRINK NAME	

BRAND		DATE	

SHOP	

LOCATION		PRICE	

BEAN TYPE		BEAN ORIGIN	

BREW METHOD	ROAST		
o ESPRESSO	o BLONDE	o MEDIUM	o ESPRESSO
o POUR-OVER	COFFEE ORIGINAL NAME		
o DRIP			
o PRESS	ROASTER		
o COLD BREW			
o PERCOLATE	ROAST DATE		
o SIPHON			

FLAVOR NOTES		FLAVOR ADD-INS		
o EARTHLY / HERBAL	o FRUITY			
o GRAIN	o SPICE			
o ROAST	o SAVORY			
o NUT	o SWEET	BODY		
o FLORAL	o CHOCOLATE	o LIGHT/THIN	o MEDIUM	o FULL

NOTES

RATING	o1 o2 o3 o4 o5 o6 o7 o8 o9 o10	DRINK AGAIN?	o YES
			o NO

COFFEE LOG

DRINK NAME	

BRAND		DATE	

SHOP	

LOCATION		PRICE	

BEAN TYPE		BEAN ORIGIN	

BREW METHOD		ROAST		
o ESPRESSO		o BLONDE	o MEDIUM	o ESPRESSO
o POUR-OVER		COFFEE ORIGINAL NAME		
o DRIP				
o PRESS		ROASTER		
o COLD BREW				
o PERCOLATE		ROAST DATE		
o SIPHON				

FLAVOR NOTES		FLAVOR ADD-INS		
o EARTHLY / HERBAL	o FRUITY			
o GRAIN	o SPICE			
o ROAST	o SAVORY			
o NUT	o SWEET	BODY		
o FLORAL	o CHOCOLATE	o LIGHT/THIN	o MEDIUM	o FULL

NOTES

RATING	o1 o2 o3 o4 o5 o6 o7 o8 o9 o10	DRINK AGAIN?	o YES
			o NO

COFFEE LOG

DRINK NAME	

BRAND		DATE	

SHOP	

LOCATION		PRICE	

BEAN TYPE		BEAN ORIGIN	

BREW METHOD	ROAST		
o ESPRESSO	o BLONDE	o MEDIUM	o ESPRESSO
o POUR-OVER	COFFEE ORIGINAL NAME		
o DRIP			
o PRESS	ROASTER		
o COLD BREW			
o PERCOLATE	ROAST DATE		
o SIPHON			

FLAVOR NOTES		FLAVOR ADD-INS		
o EARTHLY / HERBAL	o FRUITY			
o GRAIN	o SPICE			
o ROAST	o SAVORY			
o NUT	o SWEET	BODY		
o FLORAL	o CHOCOLATE	o LIGHT/THIN	o MEDIUM	o FULL

NOTES

RATING	o1 o2 o3 o4 o5 o6 o7 o8 o9 o10	DRINK AGAIN?	o YES
			o NO

COFFEE LOG

DRINK NAME	

BRAND		DATE	

SHOP	

LOCATION		PRICE	

BEAN TYPE		BEAN ORIGIN	

BREW METHOD	ROAST		
o ESPRESSO	o BLONDE	o MEDIUM	o ESPRESSO
o POUR-OVER	COFFEE ORIGINAL NAME		
o DRIP			
o PRESS	ROASTER		
o COLD BREW			
o PERCOLATE	ROAST DATE		
o SIPHON			

FLAVOR NOTES		FLAVOR ADD-INS		
o EARTHLY / HERBAL	o FRUITY			
o GRAIN	o SPICE			
o ROAST	o SAVORY			
o NUT	o SWEET	BODY		
o FLORAL	o CHOCOLATE	o LIGHT/THIN	o MEDIUM	o FULL

NOTES

RATING	o1 o2 o3 o4 o5 o6 o7 o8 o9 o10	DRINK AGAIN?	o YES
			o NO

COFFEE LOG

DRINK NAME	

BRAND		DATE	

SHOP	

LOCATION		PRICE	

BEAN TYPE		BEAN ORIGIN	

BREW METHOD	ROAST		
o ESPRESSO	o BLONDE	o MEDIUM	o ESPRESSO
o POUR-OVER	COFFEE ORIGINAL NAME		
o DRIP			
o PRESS	ROASTER		
o COLD BREW			
o PERCOLATE	ROAST DATE		
o SIPHON			

FLAVOR NOTES		FLAVOR ADD-INS		
o EARTHLY / HERBAL	o FRUITY			
o GRAIN	o SPICE			
o ROAST	o SAVORY			
o NUT	o SWEET	BODY		
o FLORAL	o CHOCOLATE	o LIGHT/THIN	o MEDIUM	o FULL

NOTES

RATING	o1 o2 o3 o4 o5 o6 o7 o8 o9 o10	DRINK AGAIN?	o YES o NO

COFFEE LOG

DRINK NAME	

BRAND		DATE	

SHOP	

LOCATION		PRICE	

BEAN TYPE		BEAN ORIGIN	

BREW METHOD		ROAST		
o ESPRESSO		o BLONDE	o MEDIUM	o ESPRESSO
o POUR-OVER		COFFEE ORIGINAL NAME		
o DRIP				
o PRESS		ROASTER		
o COLD BREW				
o PERCOLATE		ROAST DATE		
o SIPHON				

FLAVOR NOTES		FLAVOR ADD-INS		
o EARTHLY / HERBAL	o FRUITY			
o GRAIN	o SPICE			
o ROAST	o SAVORY			
o NUT	o SWEET	BODY		
o FLORAL	o CHOCOLATE	o LIGHT/THIN	o MEDIUM	o FULL

NOTES

RATING	o 1 o 2 o 3 o 4 o 5 o 6 o 7 o 8 o 9 o 10	DRINK AGAIN?	o YES o NO

COFFEE LOG

DRINK NAME	

BRAND		DATE	

SHOP	

LOCATION		PRICE

BEAN TYPE		BEAN ORIGIN	

BREW METHOD	ROAST		
o ESPRESSO	o BLONDE	o MEDIUM	o ESPRESSO
o POUR-OVER	COFFEE ORIGINAL NAME		
o DRIP			
o PRESS	ROASTER		
o COLD BREW			
o PERCOLATE	ROAST DATE		
o SIPHON			

FLAVOR NOTES		FLAVOR ADD-INS		
o EARTHLY / HERBAL	o FRUITY			
o GRAIN	o SPICE			
o ROAST	o SAVORY			
o NUT	o SWEET	BODY		
o FLORAL	o CHOCOLATE	o LIGHT/THIN	o MEDIUM	o FULL

NOTES

RATING	o1 o2 o3 o4 o5 o6 o7 o8 o9 o10	DRINK AGAIN?	o YES
			o NO

COFFEE LOG

DRINK NAME	

BRAND		DATE	

SHOP	

LOCATION		PRICE	

BEAN TYPE		BEAN ORIGIN	

BREW METHOD	ROAST		
o ESPRESSO	o BLONDE	o MEDIUM	o ESPRESSO
o POUR-OVER	COFFEE ORIGINAL NAME		
o DRIP			
o PRESS	ROASTER		
o COLD BREW			
o PERCOLATE	ROAST DATE		
o SIPHON			

FLAVOR NOTES		FLAVOR ADD-INS		
o EARTHLY / HERBAL	o FRUITY			
o GRAIN	o SPICE			
o ROAST	o SAVORY			
o NUT	o SWEET	BODY		
o FLORAL	o CHOCOLATE	o LIGHT/THIN	o MEDIUM	o FULL

NOTES

RATING	o1 o2 o3 o4 o5 o6 o7 o8 o9 o10	DRINK AGAIN?	o YES
			o NO

COFFEE LOG

DRINK NAME	

BRAND		DATE	

SHOP	

LOCATION		PRICE	

BEAN TYPE		BEAN ORIGIN	

BREW METHOD	ROAST		
o ESPRESSO	o BLONDE	o MEDIUM	o ESPRESSO
o POUR-OVER	COFFEE ORIGINAL NAME		
o DRIP			
o PRESS	ROASTER		
o COLD BREW			
o PERCOLATE	ROAST DATE		
o SIPHON			

FLAVOR NOTES		FLAVOR ADD-INS		
o EARTHLY / HERBAL	o FRUITY			
o GRAIN	o SPICE			
o ROAST	o SAVORY			
o NUT	o SWEET	BODY		
o FLORAL	o CHOCOLATE	o LIGHT/THIN	o MEDIUM	o FULL

NOTES

RATING	o1 o2 o3 o4 o5 o6 o7 o8 o9 o10	DRINK AGAIN?	o YES
			o NO

COFFEE LOG

DRINK NAME	

BRAND		DATE	

SHOP	

LOCATION		PRICE	

BEAN TYPE		BEAN ORIGIN	

BREW METHOD	ROAST		
o ESPRESSO	o BLONDE	o MEDIUM	o ESPRESSO
o POUR-OVER	COFFEE ORIGINAL NAME		
o DRIP			
o PRESS	ROASTER		
o COLD BREW			
o PERCOLATE	ROAST DATE		
o SIPHON			

FLAVOR NOTES		FLAVOR ADD-INS		
o EARTHLY / HERBAL	o FRUITY			
o GRAIN	o SPICE			
o ROAST	o SAVORY			
o NUT	o SWEET	BODY		
o FLORAL	o CHOCOLATE	o LIGHT/THIN	o MEDIUM	o FULL

NOTES

RATING	o1 o2 o3 o4 o5 o6 o7 o8 o9 o10	DRINK AGAIN?	o YES
			o NO

COFFEE LOG

DRINK NAME	

BRAND		DATE	

SHOP	

LOCATION		PRICE	

BEAN TYPE		BEAN ORIGIN	

BREW METHOD	ROAST		
o ESPRESSO	o BLONDE	o MEDIUM	o ESPRESSO
o POUR-OVER	COFFEE ORIGINAL NAME		
o DRIP			
o PRESS	ROASTER		
o COLD BREW			
o PERCOLATE	ROAST DATE		
o SIPHON			

FLAVOR NOTES		FLAVOR ADD-INS		
o EARTHLY / HERBAL	o FRUITY			
o GRAIN	o SPICE			
o ROAST	o SAVORY			
o NUT	o SWEET	BODY		
o FLORAL	o CHOCOLATE	o LIGHT/THIN	o MEDIUM	o FULL

NOTES

RATING	o1 o2 o3 o4 o5 o6 o7 o8 o9 o10	DRINK AGAIN?	o YES
			o NO

COFFEE LOG

DRINK NAME	

BRAND		DATE	

SHOP	

LOCATION		PRICE	

BEAN TYPE		BEAN ORIGIN	

BREW METHOD	ROAST		
o ESPRESSO	o BLONDE	o MEDIUM	o ESPRESSO
o POUR-OVER	COFFEE ORIGINAL NAME		
o DRIP			
o PRESS	ROASTER		
o COLD BREW			
o PERCOLATE	ROAST DATE		
o SIPHON			

FLAVOR NOTES		FLAVOR ADD-INS		
o EARTHLY / HERBAL	o FRUITY			
o GRAIN	o SPICE			
o ROAST	o SAVORY			
o NUT	o SWEET	BODY		
o FLORAL	o CHOCOLATE	o LIGHT/THIN	o MEDIUM	o FULL

NOTES

RATING	o1 o2 o3 o4 o5 o6 o7 o8 o9 o10	DRINK AGAIN?	o YES
			o NO

COFFEE LOG

DRINK NAME	

BRAND		DATE	

SHOP	

LOCATION		PRICE	

BEAN TYPE		BEAN ORIGIN	

BREW METHOD	ROAST		
O ESPRESSO	O BLONDE	O MEDIUM	O ESPRESSO
O POUR-OVER	COFFEE ORIGINAL NAME		
O DRIP			
O PRESS	ROASTER		
O COLD BREW			
O PERCOLATE	ROAST DATE		
O SIPHON			

FLAVOR NOTES		FLAVOR ADD-INS		
O EARTHLY / HERBAL	O FRUITY			
O GRAIN	O SPICE			
O ROAST	O SAVORY			
O NUT	O SWEET	BODY		
O FLORAL	O CHOCOLATE	O LIGHT/THIN	O MEDIUM	O FULL

NOTES

RATING	o1 o2 o3 o4 o5 o6 o7 o8 o9 o10	DRINK AGAIN?	O YES
			O NO

COFFEE LOG

DRINK NAME	

BRAND		DATE	

SHOP	

LOCATION		PRICE	

BEAN TYPE		BEAN ORIGIN	

BREW METHOD	ROAST		
o ESPRESSO	o BLONDE	o MEDIUM	o ESPRESSO
o POUR-OVER	COFFEE ORIGINAL NAME		
o DRIP			
o PRESS	ROASTER		
o COLD BREW			
o PERCOLATE	ROAST DATE		
o SIPHON			

FLAVOR NOTES		FLAVOR ADD-INS		
o EARTHLY / HERBAL	o FRUITY			
o GRAIN	o SPICE			
o ROAST	o SAVORY			
o NUT	o SWEET	BODY		
o FLORAL	o CHOCOLATE	o LIGHT/THIN	o MEDIUM	o FULL

NOTES

RATING	o1 o2 o3 o4 o5 o6 o7 o8 o9 o10	DRINK AGAIN?	o YES
			o NO

COFFEE LOG

DRINK NAME	

BRAND		DATE	

SHOP	

LOCATION		PRICE	

BEAN TYPE		BEAN ORIGIN	

BREW METHOD	ROAST		
o ESPRESSO	o BLONDE	o MEDIUM	o ESPRESSO
o POUR-OVER	COFFEE ORIGINAL NAME		
o DRIP			
o PRESS	ROASTER		
o COLD BREW			
o PERCOLATE	ROAST DATE		
o SIPHON			

FLAVOR NOTES		FLAVOR ADD-INS		
o EARTHLY / HERBAL	o FRUITY			
o GRAIN	o SPICE			
o ROAST	o SAVORY			
o NUT	o SWEET	BODY		
o FLORAL	o CHOCOLATE	o LIGHT/THIN	o MEDIUM	o FULL

NOTES

RATING	o1 o2 o3 o4 o5 o6 o7 o8 o9 o10	DRINK AGAIN?	o YES o NO

COFFEE LOG

DRINK NAME	

BRAND		DATE	

SHOP	

LOCATION		PRICE	

BEAN TYPE		BEAN ORIGIN	

BREW METHOD	ROAST		
o ESPRESSO	o BLONDE	o MEDIUM	o ESPRESSO
o POUR-OVER	COFFEE ORIGINAL NAME		
o DRIP			
o PRESS	ROASTER		
o COLD BREW			
o PERCOLATE	ROAST DATE		
o SIPHON			

FLAVOR NOTES		FLAVOR ADD-INS		
o EARTHLY / HERBAL	o FRUITY			
o GRAIN	o SPICE			
o ROAST	o SAVORY			
o NUT	o SWEET	BODY		
o FLORAL	o CHOCOLATE	o LIGHT/THIN	o MEDIUM	o FULL

NOTES

RATING	o1 o2 o3 o4 o5 o6 o7 o8 o9 o10	DRINK AGAIN?	o YES / o NO

COFFEE LOG

DRINK NAME	

BRAND		DATE	

SHOP	

LOCATION		PRICE	

BEAN TYPE		BEAN ORIGIN	

BREW METHOD	ROAST		
o ESPRESSO	o BLONDE	o MEDIUM	o ESPRESSO
o POUR-OVER	COFFEE ORIGINAL NAME		
o DRIP			
o PRESS	ROASTER		
o COLD BREW			
o PERCOLATE	ROAST DATE		
o SIPHON			

FLAVOR NOTES		FLAVOR ADD-INS		
o EARTHLY / HERBAL	o FRUITY			
o GRAIN	o SPICE			
o ROAST	o SAVORY			
o NUT	o SWEET	BODY		
o FLORAL	o CHOCOLATE	o LIGHT/THIN	o MEDIUM	o FULL

NOTES

RATING	o1 o2 o3 o4 o5 o6 o7 o8 o9 o10	DRINK AGAIN?	o YES / o NO

COFFEE LOG

DRINK NAME	

BRAND		DATE	

SHOP	

LOCATION		PRICE	

BEAN TYPE		BEAN ORIGIN	

BREW METHOD	ROAST

BREW METHOD		ROAST		
o ESPRESSO		o BLONDE	o MEDIUM	o ESPRESSO
o POUR-OVER		COFFEE ORIGINAL NAME		
o DRIP				
o PRESS		ROASTER		
o COLD BREW				
o PERCOLATE		ROAST DATE		
o SIPHON				

FLAVOR NOTES		FLAVOR ADD-INS		
o EARTHLY / HERBAL	o FRUITY			
o GRAIN	o SPICE			
o ROAST	o SAVORY			
o NUT	o SWEET	BODY		
o FLORAL	o CHOCOLATE	o LIGHT/THIN	o MEDIUM	o FULL

NOTES

RATING	o1 o2 o3 o4 o5 o6 o7 o8 o9 o10	DRINK AGAIN?	o YES
			o NO

COFFEE LOG

DRINK NAME	

BRAND		DATE	

SHOP	

LOCATION		PRICE	

BEAN TYPE		BEAN ORIGIN	

BREW METHOD		ROAST		
O ESPRESSO		O BLONDE	O MEDIUM	O ESPRESSO
O POUR-OVER		COFFEE ORIGINAL NAME		
O DRIP				
O PRESS		ROASTER		
O COLD BREW				
O PERCOLATE		ROAST DATE		
O SIPHON				

FLAVOR NOTES		FLAVOR ADD-INS		
O EARTHLY / HERBAL	O FRUITY			
O GRAIN	O SPICE			
O ROAST	O SAVORY			
O NUT	O SWEET	BODY		
O FLORAL	O CHOCOLATE	O LIGHT/THIN	O MEDIUM	O FULL

NOTES

RATING	o1 o2 o3 o4 o5 o6 o7 o8 o9 o10	DRINK AGAIN?	O YES
			O NO

COFFEE LOG

DRINK NAME	

BRAND		DATE	

SHOP	

LOCATION		PRICE	

BEAN TYPE		BEAN ORIGIN	

BREW METHOD	ROAST		
O ESPRESSO	O BLONDE	O MEDIUM	O ESPRESSO
O POUR-OVER	COFFEE ORIGINAL NAME		
O DRIP			
O PRESS	ROASTER		
O COLD BREW			
O PERCOLATE	ROAST DATE		
O SIPHON			

FLAVOR NOTES		FLAVOR ADD-INS		
O EARTHLY / HERBAL	O FRUITY			
O GRAIN	O SPICE			
O ROAST	O SAVORY			
O NUT	O SWEET	BODY		
O FLORAL	O CHOCOLATE	O LIGHT/THIN	O MEDIUM	O FULL

NOTES

RATING	o1 o2 o3 o4 o5 o6 o7 o8 o9 o10	DRINK AGAIN?	O YES
			O NO

COFFEE LOG

DRINK NAME	

BRAND		DATE	

SHOP	

LOCATION		PRICE	

BEAN TYPE		BEAN ORIGIN	

BREW METHOD		ROAST		
o ESPRESSO		o BLONDE	o MEDIUM	o ESPRESSO
o POUR-OVER		COFFEE ORIGINAL NAME		
o DRIP				
o PRESS		ROASTER		
o COLD BREW				
o PERCOLATE		ROAST DATE		
o SIPHON				

FLAVOR NOTES		FLAVOR ADD-INS		
o EARTHLY / HERBAL	o FRUITY			
o GRAIN	o SPICE			
o ROAST	o SAVORY			
o NUT	o SWEET	BODY		
o FLORAL	o CHOCOLATE	o LIGHT/THIN	o MEDIUM	o FULL

NOTES

RATING	o1 o2 o3 o4 o5 o6 o7 o8 o9 o10	DRINK AGAIN?	o YES / o NO

COFFEE LOG

DRINK NAME	

BRAND		DATE	

SHOP	

LOCATION		PRICE	

BEAN TYPE		BEAN ORIGIN	

BREW METHOD	ROAST		
O ESPRESSO	O BLONDE	O MEDIUM	O ESPRESSO
O POUR-OVER	COFFEE ORIGINAL NAME		
O DRIP			
O PRESS	ROASTER		
O COLD BREW			
O PERCOLATE	ROAST DATE		
O SIPHON			

FLAVOR NOTES		FLAVOR ADD-INS		
O EARTHLY / HERBAL	O FRUITY			
O GRAIN	O SPICE			
O ROAST	O SAVORY			
O NUT	O SWEET	BODY		
O FLORAL	O CHOCOLATE	O LIGHT/THIN	O MEDIUM	O FULL

NOTES

RATING	o1 o2 o3 o4 o5 o6 o7 o8 o9 o10	DRINK AGAIN?	O YES
			O NO

COFFEE LOG

DRINK NAME	

BRAND		**DATE**	
SHOP			
LOCATION		**PRICE**	
BEAN TYPE		**BEAN ORIGIN**	

BREW METHOD	ROAST		
o ESPRESSO	o BLONDE	o MEDIUM	o ESPRESSO
o POUR-OVER	**COFFEE ORIGINAL NAME**		
o DRIP			
o PRESS	**ROASTER**		
o COLD BREW			
o PERCOLATE	**ROAST DATE**		
o SIPHON			

FLAVOR NOTES		FLAVOR ADD-INS		
o EARTHLY / HERBAL	o FRUITY			
o GRAIN	o SPICE			
o ROAST	o SAVORY			
o NUT	o SWEET	BODY		
o FLORAL	o CHOCOLATE	o LIGHT/THIN	o MEDIUM	o FULL

NOTES

RATING	o1 o2 o3 o4 o5 o6 o7 o8 o9 o10	**DRINK AGAIN?**	o YES / o NO

COFFEE LOG

DRINK NAME	

BRAND		DATE	

SHOP	

LOCATION		PRICE	

BEAN TYPE		BEAN ORIGIN	

BREW METHOD	ROAST		
o ESPRESSO	o BLONDE	o MEDIUM	o ESPRESSO
o POUR-OVER	COFFEE ORIGINAL NAME		
o DRIP			
o PRESS	ROASTER		
o COLD BREW			
o PERCOLATE	ROAST DATE		
o SIPHON			

FLAVOR NOTES		FLAVOR ADD-INS		
o EARTHLY / HERBAL	o FRUITY			
o GRAIN	o SPICE			
o ROAST	o SAVORY			
o NUT	o SWEET	BODY		
o FLORAL	o CHOCOLATE	o LIGHT/THIN	o MEDIUM	o FULL

NOTES

RATING	o1 o2 o3 o4 o5 o6 o7 o8 o9 o10	DRINK AGAIN?	o YES / o NO

COFFEE LOG

DRINK NAME	

BRAND		DATE	

SHOP	

LOCATION		PRICE	

BEAN TYPE		BEAN ORIGIN	

BREW METHOD	ROAST		
o ESPRESSO	o BLONDE	o MEDIUM	o ESPRESSO
o POUR-OVER	COFFEE ORIGINAL NAME		
o DRIP			
o PRESS	ROASTER		
o COLD BREW			
o PERCOLATE	ROAST DATE		
o SIPHON			

FLAVOR NOTES		FLAVOR ADD-INS		
o EARTHLY / HERBAL	o FRUITY			
o GRAIN	o SPICE			
o ROAST	o SAVORY			
o NUT	o SWEET	BODY		
o FLORAL	o CHOCOLATE	o LIGHT/THIN	o MEDIUM	o FULL

NOTES

RATING	o1 o2 o3 o4 o5 o6 o7 o8 o9 o10	DRINK AGAIN?	o YES
			o NO

COFFEE LOG

DRINK NAME	

BRAND		DATE	

SHOP	

LOCATION		PRICE	

BEAN TYPE		BEAN ORIGIN	

BREW METHOD	ROAST		
o ESPRESSO	o BLONDE	o MEDIUM	o ESPRESSO
o POUR-OVER	COFFEE ORIGINAL NAME		
o DRIP			
o PRESS	ROASTER		
o COLD BREW			
o PERCOLATE	ROAST DATE		
o SIPHON			

FLAVOR NOTES		FLAVOR ADD-INS		
o EARTHLY / HERBAL	o FRUITY			
o GRAIN	o SPICE			
o ROAST	o SAVORY			
o NUT	o SWEET	BODY		
o FLORAL	o CHOCOLATE	o LIGHT/THIN	o MEDIUM	o FULL

NOTES

RATING	o1 o2 o3 o4 o5 o6 o7 o8 o9 o10	DRINK AGAIN?	o YES
			o NO

COFFEE LOG

DRINK NAME	

BRAND		DATE	

SHOP	

LOCATION		PRICE

BEAN TYPE		BEAN ORIGIN	

BREW METHOD	ROAST		
o ESPRESSO	o BLONDE	o MEDIUM	o ESPRESSO
o POUR-OVER	COFFEE ORIGINAL NAME		
o DRIP			
o PRESS	ROASTER		
o COLD BREW			
o PERCOLATE	ROAST DATE		
o SIPHON			

FLAVOR NOTES		FLAVOR ADD-INS	
o EARTHLY / HERBAL	o FRUITY		
o GRAIN	o SPICE		
o ROAST	o SAVORY		
o NUT	o SWEET	BODY	
o FLORAL	o CHOCOLATE	o LIGHT/THIN	o MEDIUM	o FULL

NOTES

RATING	o1 o2 o3 o4 o5 o6 o7 o8 o9 o10	DRINK AGAIN?	o YES o NO

COFFEE LOG

DRINK NAME	

BRAND		DATE	

SHOP	

LOCATION		PRICE	

BEAN TYPE		BEAN ORIGIN	

BREW METHOD	ROAST		
o ESPRESSO	o BLONDE	o MEDIUM	o ESPRESSO
o POUR-OVER	COFFEE ORIGINAL NAME		
o DRIP			
o PRESS	ROASTER		
o COLD BREW			
o PERCOLATE	ROAST DATE		
o SIPHON			

FLAVOR NOTES		FLAVOR ADD-INS		
o EARTHLY / HERBAL	o FRUITY			
o GRAIN	o SPICE			
o ROAST	o SAVORY			
o NUT	o SWEET	BODY		
o FLORAL	o CHOCOLATE	o LIGHT/THIN	o MEDIUM	o FULL

NOTES

RATING	o1 o2 o3 o4 o5 o6 o7 o8 o9 o10	DRINK AGAIN?	o YES
			o NO

COFFEE LOG

DRINK NAME	

BRAND		DATE	

SHOP	

LOCATION		PRICE	

BEAN TYPE		BEAN ORIGIN	

BREW METHOD	ROAST		
o ESPRESSO	o BLONDE	o MEDIUM	o ESPRESSO
o POUR-OVER	COFFEE ORIGINAL NAME		
o DRIP			
o PRESS	ROASTER		
o COLD BREW			
o PERCOLATE	ROAST DATE		
o SIPHON			

FLAVOR NOTES		FLAVOR ADD-INS		
o EARTHLY / HERBAL	o FRUITY			
o GRAIN	o SPICE			
o ROAST	o SAVORY			
o NUT	o SWEET	BODY		
o FLORAL	o CHOCOLATE	o LIGHT/THIN	o MEDIUM	o FULL

NOTES

RATING	o1 o2 o3 o4 o5 o6 o7 o8 o9 o10	DRINK AGAIN?	o YES
			o NO

COFFEE LOG

DRINK NAME	

BRAND		DATE	

SHOP	

LOCATION		PRICE

BEAN TYPE		BEAN ORIGIN	

BREW METHOD	ROAST		
o ESPRESSO	o BLONDE	o MEDIUM	o ESPRESSO
o POUR-OVER	COFFEE ORIGINAL NAME		
o DRIP			
o PRESS	ROASTER		
o COLD BREW			
o PERCOLATE	ROAST DATE		
o SIPHON			

FLAVOR NOTES		FLAVOR ADD-INS		
o EARTHLY / HERBAL	o FRUITY			
o GRAIN	o SPICE			
o ROAST	o SAVORY			
o NUT	o SWEET	BODY		
o FLORAL	o CHOCOLATE	o LIGHT/THIN	o MEDIUM	o FULL

NOTES

RATING	o1 o2 o3 o4 o5 o6 o7 o8 o9 o10	DRINK AGAIN?	o YES
			o NO

COFFEE LOG

DRINK NAME	

BRAND		DATE	

SHOP	

LOCATION		PRICE	

BEAN TYPE		BEAN ORIGIN	

BREW METHOD		ROAST		
o ESPRESSO		o BLONDE	o MEDIUM	o ESPRESSO
o POUR-OVER		COFFEE ORIGINAL NAME		
o DRIP				
o PRESS		ROASTER		
o COLD BREW				
o PERCOLATE		ROAST DATE		
o SIPHON				

FLAVOR NOTES		FLAVOR ADD-INS		
o EARTHLY / HERBAL	o FRUITY			
o GRAIN	o SPICE			
o ROAST	o SAVORY			
o NUT	o SWEET	BODY		
o FLORAL	o CHOCOLATE	o LIGHT/THIN	o MEDIUM	o FULL

NOTES

RATING	o1 o2 o3 o4 o5 o6 o7 o8 o9 o10	DRINK AGAIN?	o YES
			o NO

COFFEE LOG

DRINK NAME	

BRAND		DATE	

SHOP	

LOCATION		PRICE

BEAN TYPE		BEAN ORIGIN	

BREW METHOD	ROAST		
o ESPRESSO	o BLONDE	o MEDIUM	o ESPRESSO
o POUR-OVER	COFFEE ORIGINAL NAME		
o DRIP			
o PRESS	ROASTER		
o COLD BREW			
o PERCOLATE	ROAST DATE		
o SIPHON			

FLAVOR NOTES		FLAVOR ADD-INS		
o EARTHLY / HERBAL	o FRUITY			
o GRAIN	o SPICE			
o ROAST	o SAVORY			
o NUT	o SWEET	BODY		
o FLORAL	o CHOCOLATE	o LIGHT/THIN	o MEDIUM	o FULL

NOTES

RATING	o1 o2 o3 o4 o5 o6 o7 o8 o9 o10	DRINK AGAIN?	o YES o NO

COFFEE LOG

DRINK NAME	

BRAND		DATE	

SHOP	

LOCATION		PRICE	

BEAN TYPE		BEAN ORIGIN	

BREW METHOD	ROAST		
o ESPRESSO	o BLONDE	o MEDIUM	o ESPRESSO
o POUR-OVER	COFFEE ORIGINAL NAME		
o DRIP			
o PRESS	ROASTER		
o COLD BREW			
o PERCOLATE	ROAST DATE		
o SIPHON			

FLAVOR NOTES		FLAVOR ADD-INS		
o EARTHLY / HERBAL	o FRUITY			
o GRAIN	o SPICE			
o ROAST	o SAVORY			
o NUT	o SWEET	BODY		
o FLORAL	o CHOCOLATE	o LIGHT/THIN	o MEDIUM	o FULL

NOTES

RATING	o1 o2 o3 o4 o5 o6 o7 o8 o9 o10	DRINK AGAIN?	o YES
			o NO

COFFEE LOG

DRINK NAME	

BRAND		DATE	

SHOP	

LOCATION		PRICE	

BEAN TYPE		BEAN ORIGIN	

BREW METHOD		ROAST		
O ESPRESSO		O BLONDE	O MEDIUM	O ESPRESSO
O POUR-OVER		COFFEE ORIGINAL NAME		
O DRIP				
O PRESS		ROASTER		
O COLD BREW				
O PERCOLATE		ROAST DATE		
O SIPHON				

FLAVOR NOTES		FLAVOR ADD-INS		
O EARTHLY / HERBAL	O FRUITY			
O GRAIN	O SPICE			
O ROAST	O SAVORY			
O NUT	O SWEET	BODY		
O FLORAL	O CHOCOLATE	O LIGHT/THIN	O MEDIUM	O FULL

NOTES

RATING	o1 o2 o3 o4 o5 o6 o7 o8 o9 o10	DRINK AGAIN?	O YES / O NO

COFFEE LOG

DRINK NAME	

BRAND		DATE	

SHOP	

LOCATION		PRICE	

BEAN TYPE		BEAN ORIGIN	

BREW METHOD		ROAST		
o ESPRESSO		o BLONDE	o MEDIUM	o ESPRESSO
o POUR-OVER		COFFEE ORIGINAL NAME		
o DRIP				
o PRESS		ROASTER		
o COLD BREW				
o PERCOLATE		ROAST DATE		
o SIPHON				

FLAVOR NOTES		FLAVOR ADD-INS		
o EARTHLY / HERBAL	o FRUITY			
o GRAIN	o SPICE			
o ROAST	o SAVORY			
o NUT	o SWEET	BODY		
o FLORAL	o CHOCOLATE	o LIGHT/THIN	o MEDIUM	o FULL

NOTES

RATING	o1 o2 o3 o4 o5 o6 o7 o8 o9 o10	DRINK AGAIN?	o YES
			o NO

COFFEE LOG

DRINK NAME	

BRAND		DATE	

SHOP	

LOCATION		PRICE	

BEAN TYPE		BEAN ORIGIN	

BREW METHOD	ROAST		
o ESPRESSO	o BLONDE	o MEDIUM	o ESPRESSO
o POUR-OVER	COFFEE ORIGINAL NAME		
o DRIP			
o PRESS	ROASTER		
o COLD BREW			
o PERCOLATE	ROAST DATE		
o SIPHON			

FLAVOR NOTES		FLAVOR ADD-INS	
o EARTHLY / HERBAL	o FRUITY		
o GRAIN	o SPICE		
o ROAST	o SAVORY		
o NUT	o SWEET	BODY	
o FLORAL	o CHOCOLATE	o LIGHT/THIN	o MEDIUM	o FULL

NOTES

RATING	o1 o2 o3 o4 o5 o6 o7 o8 o9 o10	DRINK AGAIN?	o YES
			o NO

COFFEE LOG

DRINK NAME	

BRAND		DATE	

SHOP	

LOCATION		PRICE

BEAN TYPE		BEAN ORIGIN	

BREW METHOD	ROAST		
o ESPRESSO	o BLONDE	o MEDIUM	o ESPRESSO
o POUR-OVER	COFFEE ORIGINAL NAME		
o DRIP			
o PRESS	ROASTER		
o COLD BREW			
o PERCOLATE	ROAST DATE		
o SIPHON			

FLAVOR NOTES		FLAVOR ADD-INS		
o EARTHLY / HERBAL	o FRUITY			
o GRAIN	o SPICE			
o ROAST	o SAVORY			
o NUT	o SWEET	BODY		
o FLORAL	o CHOCOLATE	o LIGHT/THIN	o MEDIUM	o FULL

NOTES

RATING	o1 o2 o3 o4 o5 o6 o7 o8 o9 o10	DRINK AGAIN?	o YES
			o NO

COFFEE LOG

DRINK NAME	

BRAND		DATE	

SHOP	

LOCATION		PRICE	

BEAN TYPE		BEAN ORIGIN	

BREW METHOD	ROAST		
o ESPRESSO	o BLONDE	o MEDIUM	o ESPRESSO
o POUR-OVER	COFFEE ORIGINAL NAME		
o DRIP			
o PRESS	ROASTER		
o COLD BREW			
o PERCOLATE	ROAST DATE		
o SIPHON			

FLAVOR NOTES		FLAVOR ADD-INS		
o EARTHLY / HERBAL	o FRUITY			
o GRAIN	o SPICE			
o ROAST	o SAVORY			
o NUT	o SWEET	BODY		
o FLORAL	o CHOCOLATE	o LIGHT/THIN	o MEDIUM	o FULL

NOTES

RATING	o1 o2 o3 o4 o5 o6 o7 o8 o9 o10	DRINK AGAIN?	o YES
			o NO

COFFEE LOG

DRINK NAME	

BRAND		DATE	

SHOP	

LOCATION		PRICE	

BEAN TYPE		BEAN ORIGIN	

BREW METHOD	ROAST		
o ESPRESSO	o BLONDE	o MEDIUM	o ESPRESSO
o POUR-OVER	COFFEE ORIGINAL NAME		
o DRIP			
o PRESS	ROASTER		
o COLD BREW			
o PERCOLATE	ROAST DATE		
o SIPHON			

FLAVOR NOTES		FLAVOR ADD-INS		
o EARTHLY / HERBAL	o FRUITY			
o GRAIN	o SPICE			
o ROAST	o SAVORY			
o NUT	o SWEET	BODY		
o FLORAL	o CHOCOLATE	o LIGHT/THIN	o MEDIUM	o FULL

NOTES

RATING	o1 o2 o3 o4 o5 o6 o7 o8 o9 o10	DRINK AGAIN?	o YES
			o NO

COFFEE LOG

DRINK NAME	

BRAND		DATE	

SHOP	

LOCATION		PRICE	

BEAN TYPE		BEAN ORIGIN	

BREW METHOD	ROAST		
o ESPRESSO	o BLONDE	o MEDIUM	o ESPRESSO
o POUR-OVER	COFFEE ORIGINAL NAME		
o DRIP			
o PRESS	ROASTER		
o COLD BREW			
o PERCOLATE	ROAST DATE		
o SIPHON			

FLAVOR NOTES		FLAVOR ADD-INS		
o EARTHLY / HERBAL	o FRUITY			
o GRAIN	o SPICE			
o ROAST	o SAVORY			
o NUT	o SWEET	BODY		
o FLORAL	o CHOCOLATE	o LIGHT/THIN	o MEDIUM	o FULL

NOTES

RATING	o1 o2 o3 o4 o5 o6 o7 o8 o9 o10	DRINK AGAIN?	o YES o NO

COFFEE LOG

DRINK NAME	

BRAND		DATE	

SHOP	

LOCATION		PRICE	

BEAN TYPE		BEAN ORIGIN	

BREW METHOD	ROAST		
o ESPRESSO	o BLONDE	o MEDIUM	o ESPRESSO
o POUR-OVER	COFFEE ORIGINAL NAME		
o DRIP			
o PRESS	ROASTER		
o COLD BREW			
o PERCOLATE	ROAST DATE		
o SIPHON			

FLAVOR NOTES		FLAVOR ADD-INS		
o EARTHLY / HERBAL	o FRUITY			
o GRAIN	o SPICE			
o ROAST	o SAVORY			
o NUT	o SWEET	BODY		
o FLORAL	o CHOCOLATE	o LIGHT/THIN	o MEDIUM	o FULL

NOTES

RATING	o1 o2 o3 o4 o5 o6 o7 o8 o9 o10	DRINK AGAIN?	o YES
			o NO

COFFEE LOG

DRINK NAME	

BRAND		DATE	

SHOP	

LOCATION		PRICE	

BEAN TYPE		BEAN ORIGIN	

BREW METHOD	ROAST		
o ESPRESSO	o BLONDE	o MEDIUM	o ESPRESSO
o POUR-OVER	COFFEE ORIGINAL NAME		
o DRIP			
o PRESS	ROASTER		
o COLD BREW			
o PERCOLATE	ROAST DATE		
o SIPHON			

FLAVOR NOTES		FLAVOR ADD-INS		
o EARTHLY / HERBAL	o FRUITY			
o GRAIN	o SPICE			
o ROAST	o SAVORY			
o NUT	o SWEET	BODY		
o FLORAL	o CHOCOLATE	o LIGHT/THIN	o MEDIUM	o FULL

NOTES

RATING	o1 o2 o3 o4 o5 o6 o7 o8 o9 o10	DRINK AGAIN?	o YES o NO

COFFEE LOG

DRINK NAME	

BRAND		DATE	

SHOP	

LOCATION		PRICE	

BEAN TYPE		BEAN ORIGIN	

BREW METHOD	ROAST		
o ESPRESSO	o BLONDE	o MEDIUM	o ESPRESSO
o POUR-OVER	COFFEE ORIGINAL NAME		
o DRIP			
o PRESS	ROASTER		
o COLD BREW			
o PERCOLATE	ROAST DATE		
o SIPHON			

FLAVOR NOTES		FLAVOR ADD-INS		
o EARTHLY / HERBAL	o FRUITY			
o GRAIN	o SPICE			
o ROAST	o SAVORY			
o NUT	o SWEET	BODY		
o FLORAL	o CHOCOLATE	o LIGHT/THIN	o MEDIUM	o FULL

NOTES

RATING	o1 o2 o3 o4 o5 o6 o7 o8 o9 o10	DRINK AGAIN?	o YES o NO

COFFEE LOG

DRINK NAME	

BRAND		DATE	

SHOP	

LOCATION		PRICE	

BEAN TYPE		BEAN ORIGIN	

BREW METHOD	ROAST		
o ESPRESSO	o BLONDE	o MEDIUM	o ESPRESSO
o POUR-OVER	**COFFEE ORIGINAL NAME**		
o DRIP			
o PRESS	**ROASTER**		
o COLD BREW			
o PERCOLATE	**ROAST DATE**		
o SIPHON			

FLAVOR NOTES		FLAVOR ADD-INS		
o EARTHLY / HERBAL	o FRUITY			
o GRAIN	o SPICE			
o ROAST	o SAVORY			
o NUT	o SWEET	**BODY**		
o FLORAL	o CHOCOLATE	o LIGHT/THIN	o MEDIUM	o FULL

NOTES

RATING	o1 o2 o3 o4 o5 o6 o7 o8 o9 o10	DRINK AGAIN?	o YES / o NO

COFFEE LOG

DRINK NAME	

BRAND		DATE	

SHOP	

LOCATION		PRICE	

BEAN TYPE		BEAN ORIGIN	

BREW METHOD	ROAST		
O ESPRESSO	O BLONDE	O MEDIUM	O ESPRESSO
O POUR-OVER	COFFEE ORIGINAL NAME		
O DRIP			
O PRESS	ROASTER		
O COLD BREW			
O PERCOLATE	ROAST DATE		
O SIPHON			

FLAVOR NOTES		FLAVOR ADD-INS		
O EARTHLY / HERBAL	O FRUITY			
O GRAIN	O SPICE			
O ROAST	O SAVORY			
O NUT	O SWEET	BODY		
O FLORAL	O CHOCOLATE	O LIGHT/THIN	O MEDIUM	O FULL

NOTES

RATING	o1 o2 o3 o4 o5 o6 o7 o8 o9 o10	DRINK AGAIN?	O YES / O NO

COFFEE LOG

DRINK NAME	

BRAND		DATE	

SHOP	

LOCATION		PRICE	

BEAN TYPE		BEAN ORIGIN	

BREW METHOD	ROAST		
O ESPRESSO	O BLONDE	O MEDIUM	O ESPRESSO
O POUR-OVER	COFFEE ORIGINAL NAME		
O DRIP			
O PRESS	ROASTER		
O COLD BREW			
O PERCOLATE	ROAST DATE		
O SIPHON			

FLAVOR NOTES		FLAVOR ADD-INS		
O EARTHLY / HERBAL	O FRUITY			
O GRAIN	O SPICE			
O ROAST	O SAVORY			
O NUT	O SWEET	BODY		
O FLORAL	O CHOCOLATE	O LIGHT/THIN	O MEDIUM	O FULL

NOTES

RATING	o1 o2 o3 o4 o5 o6 o7 o8 o9 o10	DRINK AGAIN?	O YES O NO

COFFEE LOG

DRINK NAME	

BRAND		DATE	

SHOP	

LOCATION		PRICE	

BEAN TYPE		BEAN ORIGIN	

BREW METHOD	ROAST		
o ESPRESSO	o BLONDE	o MEDIUM	o ESPRESSO
o POUR-OVER	COFFEE ORIGINAL NAME		
o DRIP			
o PRESS	ROASTER		
o COLD BREW			
o PERCOLATE	ROAST DATE		
o SIPHON			

FLAVOR NOTES		FLAVOR ADD-INS		
o EARTHLY / HERBAL	o FRUITY			
o GRAIN	o SPICE			
o ROAST	o SAVORY			
o NUT	o SWEET	BODY		
o FLORAL	o CHOCOLATE	o LIGHT/THIN	o MEDIUM	o FULL

NOTES

RATING	o1 o2 o3 o4 o5 o6 o7 o8 o9 o10	DRINK AGAIN?	o YES
			o NO

COFFEE LOG

DRINK NAME	

BRAND		DATE	

SHOP	

LOCATION		PRICE	

BEAN TYPE		BEAN ORIGIN	

BREW METHOD	ROAST		
O ESPRESSO	O BLONDE	O MEDIUM	O ESPRESSO
O POUR-OVER	COFFEE ORIGINAL NAME		
O DRIP			
O PRESS	ROASTER		
O COLD BREW			
O PERCOLATE	ROAST DATE		
O SIPHON			

FLAVOR NOTES		FLAVOR ADD-INS		
O EARTHLY / HERBAL	O FRUITY			
O GRAIN	O SPICE			
O ROAST	O SAVORY			
O NUT	O SWEET	BODY		
O FLORAL	O CHOCOLATE	O LIGHT/THIN	O MEDIUM	O FULL

NOTES

RATING	o1 o2 o3 o4 o5 o6 o7 o8 o9 o10	DRINK AGAIN?	O YES O NO

COFFEE LOG

DRINK NAME	

BRAND		DATE	

SHOP	

LOCATION		PRICE	

BEAN TYPE		BEAN ORIGIN	

BREW METHOD	ROAST		
o ESPRESSO	o BLONDE	o MEDIUM	o ESPRESSO
o POUR-OVER	COFFEE ORIGINAL NAME		
o DRIP			
o PRESS	ROASTER		
o COLD BREW			
o PERCOLATE	ROAST DATE		
o SIPHON			

FLAVOR NOTES		FLAVOR ADD-INS	
o EARTHLY / HERBAL	o FRUITY		
o GRAIN	o SPICE		
o ROAST	o SAVORY		
o NUT	o SWEET	BODY	
o FLORAL	o CHOCOLATE	o LIGHT/THIN	o MEDIUM	o FULL

NOTES

RATING	o1 o2 o3 o4 o5 o6 o7 o8 o9 o10	DRINK AGAIN?	o YES / o NO

COFFEE LOG

DRINK NAME	

BRAND		DATE	

SHOP	

LOCATION		PRICE

BEAN TYPE		BEAN ORIGIN	

BREW METHOD	ROAST		
o ESPRESSO	o BLONDE	o MEDIUM	o ESPRESSO
o POUR-OVER	COFFEE ORIGINAL NAME		
o DRIP			
o PRESS	ROASTER		
o COLD BREW			
o PERCOLATE	ROAST DATE		
o SIPHON			

FLAVOR NOTES		FLAVOR ADD-INS		
o EARTHLY / HERBAL	o FRUITY			
o GRAIN	o SPICE			
o ROAST	o SAVORY			
o NUT	o SWEET	BODY		
o FLORAL	o CHOCOLATE	o LIGHT/THIN	o MEDIUM	o FULL

NOTES

RATING	o1 o2 o3 o4 o5 o6 o7 o8 o9 o10	DRINK AGAIN?	o YES / o NO

COFFEE LOG

DRINK NAME	

BRAND		DATE	

SHOP	

LOCATION		PRICE	

BEAN TYPE		BEAN ORIGIN	

BREW METHOD		ROAST		
o ESPRESSO		o BLONDE	o MEDIUM	o ESPRESSO
o POUR-OVER		COFFEE ORIGINAL NAME		
o DRIP				
o PRESS		ROASTER		
o COLD BREW				
o PERCOLATE		ROAST DATE		
o SIPHON				

FLAVOR NOTES		FLAVOR ADD-INS		
o EARTHLY / HERBAL	o FRUITY			
o GRAIN	o SPICE			
o ROAST	o SAVORY			
o NUT	o SWEET	BODY		
o FLORAL	o CHOCOLATE	o LIGHT/THIN	o MEDIUM	o FULL

NOTES

RATING	o1 o2 o3 o4 o5 o6 o7 o8 o9 o10	DRINK AGAIN?	o YES o NO

COFFEE LOG

DRINK NAME	

BRAND		DATE	

SHOP	

LOCATION		PRICE	

BEAN TYPE		BEAN ORIGIN	

BREW METHOD	ROAST		
o ESPRESSO	o BLONDE	o MEDIUM	o ESPRESSO
o POUR-OVER	COFFEE ORIGINAL NAME		
o DRIP			
o PRESS	ROASTER		
o COLD BREW			
o PERCOLATE	ROAST DATE		
o SIPHON			

FLAVOR NOTES		FLAVOR ADD-INS		
o EARTHLY / HERBAL	o FRUITY			
o GRAIN	o SPICE			
o ROAST	o SAVORY			
o NUT	o SWEET	BODY		
o FLORAL	o CHOCOLATE	o LIGHT/THIN	o MEDIUM	o FULL

NOTES

RATING	o1 o2 o3 o4 o5 o6 o7 o8 o9 o10	DRINK AGAIN?	o YES o NO

COFFEE LOG

DRINK NAME	

BRAND		DATE	

SHOP	

LOCATION		PRICE	

BEAN TYPE		BEAN ORIGIN	

BREW METHOD	ROAST		
o ESPRESSO	o BLONDE	o MEDIUM	o ESPRESSO
o POUR-OVER	COFFEE ORIGINAL NAME		
o DRIP			
o PRESS	ROASTER		
o COLD BREW			
o PERCOLATE	ROAST DATE		
o SIPHON			

FLAVOR NOTES		FLAVOR ADD-INS		
o EARTHLY / HERBAL	o FRUITY			
o GRAIN	o SPICE			
o ROAST	o SAVORY			
o NUT	o SWEET	BODY		
o FLORAL	o CHOCOLATE	o LIGHT/THIN	o MEDIUM	o FULL

NOTES

RATING	o1 o2 o3 o4 o5 o6 o7 o8 o9 o10	DRINK AGAIN?	o YES
			o NO

COFFEE LOG

DRINK NAME	

BRAND		DATE	

SHOP	

LOCATION		PRICE	

BEAN TYPE		BEAN ORIGIN	

BREW METHOD	ROAST		
o ESPRESSO	o BLONDE	o MEDIUM	o ESPRESSO
o POUR-OVER	COFFEE ORIGINAL NAME		
o DRIP			
o PRESS	ROASTER		
o COLD BREW			
o PERCOLATE	ROAST DATE		
o SIPHON			

FLAVOR NOTES		FLAVOR ADD-INS		
o EARTHLY / HERBAL	o FRUITY			
o GRAIN	o SPICE			
o ROAST	o SAVORY			
o NUT	o SWEET	BODY		
o FLORAL	o CHOCOLATE	o LIGHT/THIN	o MEDIUM	o FULL

NOTES

RATING	o1 o2 o3 o4 o5 o6 o7 o8 o9 o10	DRINK AGAIN?	o YES
			o NO

COFFEE LOG

DRINK NAME	

BRAND		DATE	

SHOP	

LOCATION		PRICE	

BEAN TYPE		BEAN ORIGIN	

BREW METHOD	ROAST		
o ESPRESSO	o BLONDE	o MEDIUM	o ESPRESSO
o POUR-OVER	COFFEE ORIGINAL NAME		
o DRIP			
o PRESS	ROASTER		
o COLD BREW			
o PERCOLATE	ROAST DATE		
o SIPHON			

FLAVOR NOTES		FLAVOR ADD-INS		
o EARTHLY / HERBAL	o FRUITY			
o GRAIN	o SPICE			
o ROAST	o SAVORY			
o NUT	o SWEET	BODY		
o FLORAL	o CHOCOLATE	o LIGHT/THIN	o MEDIUM	o FULL

NOTES

RATING	o1 o2 o3 o4 o5 o6 o7 o8 o9 o10	DRINK AGAIN?	o YES o NO

COFFEE LOG

DRINK NAME	

BRAND		DATE	

SHOP	

LOCATION		PRICE	

BEAN TYPE		BEAN ORIGIN	

BREW METHOD	ROAST		
o ESPRESSO	o BLONDE	o MEDIUM	o ESPRESSO
o POUR-OVER	COFFEE ORIGINAL NAME		
o DRIP			
o PRESS	ROASTER		
o COLD BREW			
o PERCOLATE	ROAST DATE		
o SIPHON			

FLAVOR NOTES		FLAVOR ADD-INS		
o EARTHLY / HERBAL	o FRUITY			
o GRAIN	o SPICE			
o ROAST	o SAVORY			
o NUT	o SWEET	BODY		
o FLORAL	o CHOCOLATE	o LIGHT/THIN	o MEDIUM	o FULL

NOTES

RATING	o1 o2 o3 o4 o5 o6 o7 o8 o9 o10	DRINK AGAIN?	o YES o NO

COFFEE LOG

DRINK NAME	

BRAND		DATE	

SHOP	

LOCATION		PRICE	

BEAN TYPE		BEAN ORIGIN	

BREW METHOD	ROAST		
o ESPRESSO	o BLONDE	o MEDIUM	o ESPRESSO
o POUR-OVER	COFFEE ORIGINAL NAME		
o DRIP			
o PRESS	ROASTER		
o COLD BREW			
o PERCOLATE	ROAST DATE		
o SIPHON			

FLAVOR NOTES		FLAVOR ADD-INS		
o EARTHLY / HERBAL	o FRUITY			
o GRAIN	o SPICE			
o ROAST	o SAVORY			
o NUT	o SWEET	BODY		
o FLORAL	o CHOCOLATE	o LIGHT/THIN	o MEDIUM	o FULL

NOTES

RATING	o1 o2 o3 o4 o5 o6 o7 o8 o9 o10	DRINK AGAIN?	o YES
			o NO

COFFEE LOG

DRINK NAME	

BRAND		DATE	

SHOP	

LOCATION		PRICE	

BEAN TYPE		BEAN ORIGIN	

BREW METHOD	ROAST

BREW METHOD		ROAST		
o ESPRESSO		o BLONDE	o MEDIUM	o ESPRESSO
o POUR-OVER		**COFFEE ORIGINAL NAME**		
o DRIP				
o PRESS		**ROASTER**		
o COLD BREW				
o PERCOLATE		**ROAST DATE**		
o SIPHON				

FLAVOR NOTES		FLAVOR ADD-INS		
o EARTHLY / HERBAL	o FRUITY			
o GRAIN	o SPICE			
o ROAST	o SAVORY			
o NUT	o SWEET	**BODY**		
o FLORAL	o CHOCOLATE	o LIGHT/THIN	o MEDIUM	o FULL

NOTES

RATING	o1 o2 o3 o4 o5 o6 o7 o8 o9 o10	DRINK AGAIN?	o YES
			o NO

COFFEE LOG

DRINK NAME	

BRAND		DATE	

SHOP	

LOCATION		PRICE	

BEAN TYPE		BEAN ORIGIN	

BREW METHOD		ROAST		
o ESPRESSO		o BLONDE	o MEDIUM	o ESPRESSO
o POUR-OVER		COFFEE ORIGINAL NAME		
o DRIP				
o PRESS		ROASTER		
o COLD BREW				
o PERCOLATE		ROAST DATE		
o SIPHON				

FLAVOR NOTES		FLAVOR ADD-INS		
o EARTHLY / HERBAL	o FRUITY			
o GRAIN	o SPICE			
o ROAST	o SAVORY			
o NUT	o SWEET	BODY		
o FLORAL	o CHOCOLATE	o LIGHT/THIN	o MEDIUM	o FULL

NOTES

RATING	o1 o2 o3 o4 o5 o6 o7 o8 o9 o10	DRINK AGAIN?	o YES
			o NO

COFFEE LOG

DRINK NAME	

BRAND		DATE	

SHOP	

LOCATION		PRICE	

BEAN TYPE		BEAN ORIGIN	

BREW METHOD	ROAST		
o ESPRESSO	o BLONDE	o MEDIUM	o ESPRESSO
o POUR-OVER	COFFEE ORIGINAL NAME		
o DRIP			
o PRESS	ROASTER		
o COLD BREW			
o PERCOLATE	ROAST DATE		
o SIPHON			

FLAVOR NOTES		FLAVOR ADD-INS		
o EARTHLY / HERBAL	o FRUITY			
o GRAIN	o SPICE			
o ROAST	o SAVORY			
o NUT	o SWEET	BODY		
o FLORAL	o CHOCOLATE	o LIGHT/THIN	o MEDIUM	o FULL

NOTES

RATING	o1 o2 o3 o4 o5 o6 o7 o8 o9 o10	DRINK AGAIN?	o YES
			o NO

COFFEE LOG

DRINK NAME	

BRAND		DATE	

SHOP	

LOCATION		PRICE	

BEAN TYPE		BEAN ORIGIN	

BREW METHOD	ROAST		
o ESPRESSO	o BLONDE	o MEDIUM	o ESPRESSO
o POUR-OVER	COFFEE ORIGINAL NAME		
o DRIP			
o PRESS	ROASTER		
o COLD BREW			
o PERCOLATE	ROAST DATE		
o SIPHON			

FLAVOR NOTES		FLAVOR ADD-INS		
o EARTHLY / HERBAL	o FRUITY			
o GRAIN	o SPICE			
o ROAST	o SAVORY			
o NUT	o SWEET	BODY		
o FLORAL	o CHOCOLATE	o LIGHT/THIN	o MEDIUM	o FULL

NOTES

RATING	o1 o2 o3 o4 o5 o6 o7 o8 o9 o10	DRINK AGAIN?	o YES
			o NO

COFFEE LOG

DRINK NAME	

BRAND		DATE	

SHOP	

LOCATION		PRICE	

BEAN TYPE		BEAN ORIGIN	

BREW METHOD	ROAST		
o ESPRESSO	o BLONDE	o MEDIUM	o ESPRESSO
o POUR-OVER	COFFEE ORIGINAL NAME		
o DRIP			
o PRESS	ROASTER		
o COLD BREW			
o PERCOLATE	ROAST DATE		
o SIPHON			

FLAVOR NOTES		FLAVOR ADD-INS		
o EARTHLY / HERBAL	o FRUITY			
o GRAIN	o SPICE			
o ROAST	o SAVORY			
o NUT	o SWEET	BODY		
o FLORAL	o CHOCOLATE	o LIGHT/THIN	o MEDIUM	o FULL

NOTES

RATING	o1 o2 o3 o4 o5 o6 o7 o8 o9 o10	DRINK AGAIN?	o YES o NO

COFFEE LOG

DRINK NAME	

BRAND		DATE	

SHOP	

LOCATION		PRICE	

BEAN TYPE		BEAN ORIGIN	

BREW METHOD	ROAST		
o ESPRESSO	o BLONDE	o MEDIUM	o ESPRESSO
o POUR-OVER	COFFEE ORIGINAL NAME		
o DRIP			
o PRESS	ROASTER		
o COLD BREW			
o PERCOLATE	ROAST DATE		
o SIPHON			

FLAVOR NOTES		FLAVOR ADD-INS		
o EARTHLY / HERBAL	o FRUITY			
o GRAIN	o SPICE			
o ROAST	o SAVORY			
o NUT	o SWEET	BODY		
o FLORAL	o CHOCOLATE	o LIGHT/THIN	o MEDIUM	o FULL

NOTES

RATING	o1 o2 o3 o4 o5 o6 o7 o8 o9 o10	DRINK AGAIN?	o YES
			o NO

COFFEE LOG

DRINK NAME	

BRAND		DATE	

SHOP	

LOCATION		PRICE	

BEAN TYPE		BEAN ORIGIN	

BREW METHOD	ROAST		
o ESPRESSO	o BLONDE	o MEDIUM	o ESPRESSO
o POUR-OVER	COFFEE ORIGINAL NAME		
o DRIP			
o PRESS	ROASTER		
o COLD BREW			
o PERCOLATE	ROAST DATE		
o SIPHON			

FLAVOR NOTES		FLAVOR ADD-INS		
o EARTHLY / HERBAL	o FRUITY			
o GRAIN	o SPICE			
o ROAST	o SAVORY			
o NUT	o SWEET	BODY		
o FLORAL	o CHOCOLATE	o LIGHT/THIN	o MEDIUM	o FULL

NOTES

RATING	o1 o2 o3 o4 o5 o6 o7 o8 o9 o10	DRINK AGAIN?	o YES / o NO

COFFEE LOG

DRINK NAME	

BRAND		DATE	

SHOP	

LOCATION		PRICE	

BEAN TYPE		BEAN ORIGIN	

BREW METHOD		ROAST		
o ESPRESSO		o BLONDE	o MEDIUM	o ESPRESSO
o POUR-OVER		COFFEE ORIGINAL NAME		
o DRIP				
o PRESS		ROASTER		
o COLD BREW				
o PERCOLATE		ROAST DATE		
o SIPHON				

FLAVOR NOTES		FLAVOR ADD-INS		
o EARTHLY / HERBAL	o FRUITY			
o GRAIN	o SPICE			
o ROAST	o SAVORY			
o NUT	o SWEET	BODY		
o FLORAL	o CHOCOLATE	o LIGHT/THIN	o MEDIUM	o FULL

NOTES

RATING	o1 o2 o3 o4 o5 o6 o7 o8 o9 o10	DRINK AGAIN?	o YES
			o NO

COFFEE LOG

DRINK NAME	

BRAND		DATE	

SHOP	

LOCATION		PRICE	

BEAN TYPE		BEAN ORIGIN	

BREW METHOD	ROAST		
o ESPRESSO	o BLONDE	o MEDIUM	o ESPRESSO
o POUR-OVER	COFFEE ORIGINAL NAME		
o DRIP			
o PRESS	ROASTER		
o COLD BREW			
o PERCOLATE	ROAST DATE		
o SIPHON			

FLAVOR NOTES		FLAVOR ADD-INS		
o EARTHLY / HERBAL	o FRUITY			
o GRAIN	o SPICE			
o ROAST	o SAVORY			
o NUT	o SWEET	BODY		
o FLORAL	o CHOCOLATE	o LIGHT/THIN	o MEDIUM	o FULL

NOTES

RATING	o1 o2 o3 o4 o5 o6 o7 o8 o9 o10	DRINK AGAIN?	o YES
			o NO

COFFEE LOG

DRINK NAME	

BRAND		DATE	

SHOP	

LOCATION		PRICE	

BEAN TYPE		BEAN ORIGIN	

BREW METHOD	ROAST		
o ESPRESSO	o BLONDE	o MEDIUM	o ESPRESSO
o POUR-OVER	COFFEE ORIGINAL NAME		
o DRIP			
o PRESS	ROASTER		
o COLD BREW			
o PERCOLATE	ROAST DATE		
o SIPHON			

FLAVOR NOTES		FLAVOR ADD-INS		
o EARTHLY / HERBAL	o FRUITY			
o GRAIN	o SPICE			
o ROAST	o SAVORY			
o NUT	o SWEET	BODY		
o FLORAL	o CHOCOLATE	o LIGHT/THIN	o MEDIUM	o FULL

NOTES

RATING	o1 o2 o3 o4 o5 o6 o7 o8 o9 o10	DRINK AGAIN?	o YES o NO

COFFEE LOG

DRINK NAME	

BRAND		DATE	

SHOP	

LOCATION		PRICE	

BEAN TYPE		BEAN ORIGIN	

BREW METHOD	ROAST		
o ESPRESSO	o BLONDE	o MEDIUM	o ESPRESSO
o POUR-OVER	COFFEE ORIGINAL NAME		
o DRIP			
o PRESS	ROASTER		
o COLD BREW			
o PERCOLATE	ROAST DATE		
o SIPHON			

FLAVOR NOTES		FLAVOR ADD-INS		
o EARTHLY / HERBAL	o FRUITY			
o GRAIN	o SPICE			
o ROAST	o SAVORY			
o NUT	o SWEET	BODY		
o FLORAL	o CHOCOLATE	o LIGHT/THIN	o MEDIUM	o FULL

NOTES

RATING	o1 o2 o3 o4 o5 o6 o7 o8 o9 o10	DRINK AGAIN?	o YES
			o NO

COFFEE LOG

DRINK NAME	

BRAND		DATE	

SHOP	

LOCATION		PRICE	

BEAN TYPE		BEAN ORIGIN	

BREW METHOD	ROAST		
o ESPRESSO	o BLONDE	o MEDIUM	o ESPRESSO
o POUR-OVER	COFFEE ORIGINAL NAME		
o DRIP			
o PRESS	ROASTER		
o COLD BREW			
o PERCOLATE	ROAST DATE		
o SIPHON			

FLAVOR NOTES		FLAVOR ADD-INS		
o EARTHLY / HERBAL	o FRUITY			
o GRAIN	o SPICE			
o ROAST	o SAVORY			
o NUT	o SWEET	BODY		
o FLORAL	o CHOCOLATE	o LIGHT/THIN	o MEDIUM	o FULL

NOTES

RATING	o1 o2 o3 o4 o5 o6 o7 o8 o9 o10	DRINK AGAIN?	o YES o NO

COFFEE LOG

DRINK NAME	

BRAND		DATE	

SHOP	

LOCATION		PRICE	

BEAN TYPE		BEAN ORIGIN	

BREW METHOD	ROAST		
o ESPRESSO	o BLONDE	o MEDIUM	o ESPRESSO
o POUR-OVER	COFFEE ORIGINAL NAME		
o DRIP			
o PRESS	ROASTER		
o COLD BREW			
o PERCOLATE	ROAST DATE		
o SIPHON			

FLAVOR NOTES		FLAVOR ADD-INS		
o EARTHLY / HERBAL	o FRUITY			
o GRAIN	o SPICE			
o ROAST	o SAVORY			
o NUT	o SWEET	BODY		
o FLORAL	o CHOCOLATE	o LIGHT/THIN	o MEDIUM	o FULL

NOTES

RATING	o1 o2 o3 o4 o5 o6 o7 o8 o9 o10	DRINK AGAIN?	o YES
			o NO

COFFEE LOG

DRINK NAME	

BRAND		DATE	

SHOP	

LOCATION		PRICE	

BEAN TYPE		BEAN ORIGIN	

BREW METHOD		ROAST		
o ESPRESSO		o BLONDE	o MEDIUM	o ESPRESSO
o POUR-OVER		COFFEE ORIGINAL NAME		
o DRIP				
o PRESS		ROASTER		
o COLD BREW				
o PERCOLATE		ROAST DATE		
o SIPHON				

FLAVOR NOTES		FLAVOR ADD-INS		
o EARTHLY / HERBAL	o FRUITY			
o GRAIN	o SPICE			
o ROAST	o SAVORY			
o NUT	o SWEET	BODY		
o FLORAL	o CHOCOLATE	o LIGHT/THIN	o MEDIUM	o FULL

NOTES

RATING	o1 o2 o3 o4 o5 o6 o7 o8 o9 o10	DRINK AGAIN?	o YES
			o NO

COFFEE LOG

DRINK NAME	

BRAND		DATE	

SHOP	

LOCATION		PRICE

BEAN TYPE		BEAN ORIGIN	

BREW METHOD		ROAST		
O ESPRESSO		O BLONDE	O MEDIUM	O ESPRESSO
O POUR-OVER		COFFEE ORIGINAL NAME		
O DRIP				
O PRESS		ROASTER		
O COLD BREW				
O PERCOLATE		ROAST DATE		
O SIPHON				

FLAVOR NOTES		FLAVOR ADD-INS		
O EARTHLY / HERBAL	O FRUITY			
O GRAIN	O SPICE			
O ROAST	O SAVORY			
O NUT	O SWEET	BODY		
O FLORAL	O CHOCOLATE	O LIGHT/THIN	O MEDIUM	O FULL

NOTES

RATING	o1 o2 o3 o4 o5 o6 o7 o8 o9 o10	DRINK AGAIN?	O YES / O NO

COFFEE LOG

DRINK NAME	

BRAND		DATE	

SHOP	

LOCATION		PRICE	

BEAN TYPE		BEAN ORIGIN	

BREW METHOD	ROAST		
o ESPRESSO	o BLONDE	o MEDIUM	o ESPRESSO
o POUR-OVER	COFFEE ORIGINAL NAME		
o DRIP			
o PRESS	ROASTER		
o COLD BREW			
o PERCOLATE	ROAST DATE		
o SIPHON			

FLAVOR NOTES		FLAVOR ADD-INS		
o EARTHLY / HERBAL	o FRUITY			
o GRAIN	o SPICE			
o ROAST	o SAVORY			
o NUT	o SWEET	BODY		
o FLORAL	o CHOCOLATE	o LIGHT/THIN	o MEDIUM	o FULL

NOTES

RATING	o1 o2 o3 o4 o5 o6 o7 o8 o9 o10	DRINK AGAIN?	o YES o NO

COFFEE LOG

DRINK NAME	

BRAND		DATE	

SHOP	

LOCATION		PRICE	

BEAN TYPE		BEAN ORIGIN	

BREW METHOD	ROAST		
o ESPRESSO	o BLONDE	o MEDIUM	o ESPRESSO
o POUR-OVER	COFFEE ORIGINAL NAME		
o DRIP			
o PRESS	ROASTER		
o COLD BREW			
o PERCOLATE	ROAST DATE		
o SIPHON			

FLAVOR NOTES		FLAVOR ADD-INS		
o EARTHLY / HERBAL	o FRUITY			
o GRAIN	o SPICE			
o ROAST	o SAVORY			
o NUT	o SWEET	BODY		
o FLORAL	o CHOCOLATE	o LIGHT/THIN	o MEDIUM	o FULL

NOTES

RATING	o1 o2 o3 o4 o5 o6 o7 o8 o9 o10	DRINK AGAIN?	o YES o NO

COFFEE LOG

DRINK NAME	

BRAND		DATE	

SHOP	

LOCATION		PRICE	

BEAN TYPE		BEAN ORIGIN	

BREW METHOD		ROAST		
O ESPRESSO		O BLONDE	O MEDIUM	O ESPRESSO
O POUR-OVER		COFFEE ORIGINAL NAME		
O DRIP				
O PRESS		ROASTER		
O COLD BREW				
O PERCOLATE		ROAST DATE		
O SIPHON				

FLAVOR NOTES		FLAVOR ADD-INS		
O EARTHLY / HERBAL	O FRUITY			
O GRAIN	O SPICE			
O ROAST	O SAVORY			
O NUT	O SWEET	BODY		
O FLORAL	O CHOCOLATE	O LIGHT/THIN	O MEDIUM	O FULL

NOTES

RATING	o1 o2 o3 o4 o5 o6 o7 o8 o9 o10	DRINK AGAIN?	O YES / O NO

COFFEE LOG

DRINK NAME	

BRAND		DATE	

SHOP	

LOCATION		PRICE	

BEAN TYPE		BEAN ORIGIN	

BREW METHOD	ROAST		
o ESPRESSO	o BLONDE	o MEDIUM	o ESPRESSO
o POUR-OVER	COFFEE ORIGINAL NAME		
o DRIP			
o PRESS	ROASTER		
o COLD BREW			
o PERCOLATE	ROAST DATE		
o SIPHON			

FLAVOR NOTES		FLAVOR ADD-INS		
o EARTHLY / HERBAL	o FRUITY			
o GRAIN	o SPICE			
o ROAST	o SAVORY			
o NUT	o SWEET	BODY		
o FLORAL	o CHOCOLATE	o LIGHT/THIN	o MEDIUM	o FULL

NOTES

RATING	o1 o2 o3 o4 o5 o6 o7 o8 o9 o10	DRINK AGAIN?	o YES o NO

COFFEE LOG

DRINK NAME	

BRAND		DATE	

SHOP	

LOCATION		PRICE	

BEAN TYPE		BEAN ORIGIN	

BREW METHOD	ROAST		
o ESPRESSO	o BLONDE	o MEDIUM	o ESPRESSO
o POUR-OVER	COFFEE ORIGINAL NAME		
o DRIP			
o PRESS	ROASTER		
o COLD BREW			
o PERCOLATE	ROAST DATE		
o SIPHON			

FLAVOR NOTES		FLAVOR ADD-INS		
o EARTHLY / HERBAL	o FRUITY			
o GRAIN	o SPICE			
o ROAST	o SAVORY			
o NUT	o SWEET	BODY		
o FLORAL	o CHOCOLATE	o LIGHT/THIN	o MEDIUM	o FULL

NOTES

RATING	o1 o2 o3 o4 o5 o6 o7 o8 o9 o10	DRINK AGAIN?	o YES / o NO

COFFEE LOG

DRINK NAME	

BRAND		DATE	

SHOP	

LOCATION		PRICE	

BEAN TYPE		BEAN ORIGIN	

BREW METHOD	ROAST		
o ESPRESSO	o BLONDE	o MEDIUM	o ESPRESSO
o POUR-OVER	COFFEE ORIGINAL NAME		
o DRIP			
o PRESS	ROASTER		
o COLD BREW			
o PERCOLATE	ROAST DATE		
o SIPHON			

FLAVOR NOTES		FLAVOR ADD-INS		
o EARTHLY / HERBAL	o FRUITY			
o GRAIN	o SPICE			
o ROAST	o SAVORY			
o NUT	o SWEET	BODY		
o FLORAL	o CHOCOLATE	o LIGHT/THIN	o MEDIUM	o FULL

NOTES

RATING	o1 o2 o3 o4 o5 o6 o7 o8 o9 o10	DRINK AGAIN?	o YES
			o NO

www.ingramcontent.com/pod-product-compliance
Lightning Source LLC
Chambersburg PA
CBHW051813050726
47598CB00006B/2541